你问我答

艾滋病防治知识科普读物

宁 镇 卜佳青 傅 洁 著

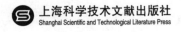

上海科学技术文献出版社

Shanghai Scientific and Technological Literature Press

图书在版编目（CIP）数据

你问我答：艾滋病防治知识科普读物 / 宁镇，卜佳青，傅洁著．—上海：上海科学技术文献出版社，2023
ISBN 978-7-5439-8931-3

Ⅰ．①你… Ⅱ．①宁…②卜…③傅… Ⅲ．①获得性免疫缺陷综合征—防治—普及读物 Ⅳ．① R512.91-49

中国国家版本馆 CIP 数据核字（2023）第 167169 号

责任编辑：王　珺
封面设计：留白文化

你问我答：艾滋病防治知识科普读物
NIWENWODA: AIZIBING FANGZHI ZHISHI KEPUDUWU
宁　镇　卜佳青　傅　洁　著
出版发行：上海科学技术文献出版社
地　　址：上海市长乐路 746 号
邮政编码：200040
经　　销：全国新华书店
印　　刷：商务印书馆上海印刷有限公司
开　　本：650mm×900mm　1/16
印　　张：6
字　　数：55 000
版　　次：2023 年 11 月第 1 版　2023 年 11 月第 1 次印刷
书　　号：ISBN 978-7-5439-8931-3
定　　价：38.00 元
http://www.sstlp.com

序

艾滋病作为一种严重危害人类健康的传染病，40 多年来一直是全球关注的重点公共卫生问题。遏制艾滋病传播是全社会的共同目标和责任，需要每个人积极参与。经过多年的不懈努力，中国艾滋病防治已经取得显著成效，但在控制性传播等方面仍然面临严峻挑战。开展形式多样的宣传科普教育，提升大众人群艾滋病知识知晓率和艾滋病病毒感染者的自我健康管理能力，是有效应对挑战的关键环节。

本书编者从大众人群和艾滋病感染者的视角出发，收集广泛关注的艾滋病相关问题，通过一问一答的形式，基于国内外艾滋病研究成果和多年从事艾滋病防治积累的经验及实际案例进行答疑解惑，便于读者掌握正确的艾滋病知识、减少艾滋病感染风险行为和促进自我健康生活管理。本书涉及的知识丰富实用，回答问题规范准确，文字通俗易懂，形式图文并茂，是一本方便实用的艾滋病科普读物，助力健康，效果可期。

乐见本书付梓出版，余欣然为之作序。

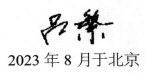

2023 年 8 月于北京

编者序

自 1981 年发现第一例艾滋病以来，全球累计感染艾滋病病毒人数已超过 8500 万人，共造成约 4000 万人死亡，对人类健康造成了严重影响。通过全球共同努力，目前艾滋病预防、干预和抗病毒治疗等措施取得了显著成效，艾滋病新发感染人数逐年下降。自 2000 年以来，有效的艾滋病防控措施已经挽救了超过 2000 万人的生命，保护了340 万儿童免受艾滋病的威胁。

为了实现 2030 年终结艾滋病流行的全球目标，每一个个体应当做自己健康的第一责任人，在防艾工作中发挥自身的作用。对专业人员而言，与时俱进地做好艾滋病宣传科普工作，使公众对艾滋病有一个正确认识，消除对艾滋病的歧视；同时让艾滋病感染者充分认识到抗病毒治疗良好依从性的重要性，提高自我健康管理能力，是我们义不容辞的责任。由此我们产生了编写一本以大众和艾滋病感染者为主要阅读对象的科普读物的想法。我们收集了艾滋病防治专业机构和相关社会组织在实际工作和咨询服务中常见的艾滋病相关问题，通过一问一答的形式，并附上典型案例为读者提供通俗易懂的解答，希望使本书兼具可读性和实用性，让读者能够轻松便捷地了解艾滋病相关知识，消除对艾滋病的误解。

本书包括艾滋病预防控制、艾滋病快速抗体检测和艾滋病患者生活三个部分。艾滋病预防控制部分包括相关基本概念、传播途径等；艾滋病快速抗体检测部分包括艾滋病检测方法、试剂种类及特点、检测结果解读等；艾滋病患者生活包括感染者在抗病毒治疗、健康生活与交友、工作与权益保障等不同场景中所遇到问题的解答。

本书在编写过程中，得到了疾病控制、法律、社会学、心理学等领域专家，以及艾滋病防治社会组织的大力支持，在此一并致以诚挚的感谢！特别感谢中国疾病预防控制中心性病艾滋病控制中心副主任吕繁研究员为本书作序。感谢邓建梅、吴晶晶、陈星荧三位同学为本书提供文字编辑协助。感谢张姗姗律师提供的法律事务支持。

本书涉及艾滋病相关诸多领域的问题，难免有疏漏和不足之处，敬请读者批评指正！

编　者
2023 年 8 月于上海

目录

TABLE OF CONTENTS

第一部分　艾滋病传播与预防

第二部分　艾滋病病毒抗体快速检测

第三部分　艾滋病患者生活

PART 1

第一部分
艾滋病传播与预防

1. 什么是艾滋病？

艾滋病的医学全称为"获得性免疫缺陷综合　征（Acquired Immune Deficiency Syndrome，AIDS）"。人体在感染人类免疫缺陷病毒（Human Immunodeficiency Virus，HIV）后，HIV 会破坏人体内的 CD4+T 淋巴细胞和免疫功能。

☼ HIV 本身不会引发任何疾病，但当免疫系统被 HIV 破坏后，人体会由于失去抵抗能力而感染其他疾病，严重时可能导致死亡。

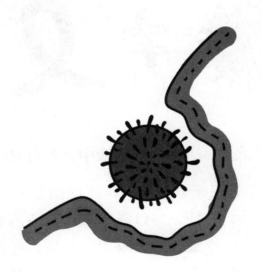

CD4T 淋巴细胞

2. HIV 和 AIDS 是一个意思吗？

在很多人的认知里，HIV 和 AIDS 是一个意思。其实，HIV 和 AIDS 的含义有所不同。

HIV 既可以指人类免疫缺陷病毒，也可指感染了人类免疫缺陷病毒的个体。而 AIDS，既可以表示艾滋病（获得性免疫缺陷综合征），也可以指代艾滋病患者，即感染艾滋病病毒后，已经出现获得性免疫缺陷综合征的个体。

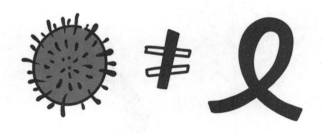

3. 感染 HIV 之后，人体哪些体液中会含有 HIV？

当一个人感染 HIV 之后，体内的血液、精液、阴道分泌物、乳汁、伤口渗出液中会含有较大量的 HIV，具有传染性。在眼泪、唾液、汗液中也会有微量的病毒存在，但这些并不能造成 HIV 的传播。

由于唾液与汗液中含有的艾滋病病毒数量并不足以感染他人，因此接吻等行为一般不会造成感染。

4. 艾滋病现在能被治愈吗？

截止到现在，艾滋病还没有办法被完全治愈。感染者尽早接受艾滋病抗病毒治疗，按医嘱规律服用抗病毒药物，可以将体内 HIV 控制在一个很低的水平。研究发现，感染者尽早、规范地接受抗病毒治疗，可以将 HIV 对个体期望寿命的影响降到最低。

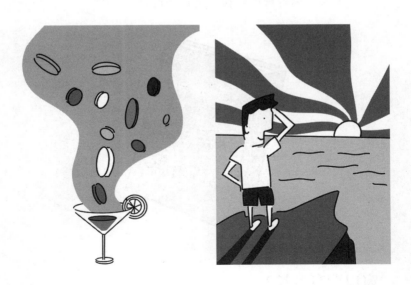

5. 窗口期是什么意思？

"窗口期"是一个与 HIV 检测密切相关的词。目前我们在医学上检测一个人是否感染 HIV，一般是通过检测血液中是否含有 HIV 抗体来判断的。一个人感染 HIV 之后，抗体并不是马上就产生的，这一段感染了 HIV 而又未生成 HIV 抗体的时间就是 HIV 检测的窗口期。在窗口期内，人体虽然已经感染了 HIV，但是由于抗体尚未产生，所以 HIV 抗体检测试剂并不能检测出真实的感染状况。

2019 版《艾滋病和艾滋病病毒感染诊断》中对窗口期的定义是，"人体感染 HIV 到血清中的抗体、抗原、核酸等感染标志物能被检出之前的时期。"

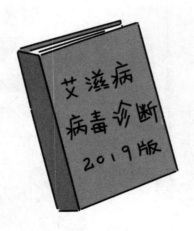

6. 窗口期有多长？

这是在日常检测中老生常谈的问题。窗口期的长短受检测方式、个体差异、免疫状况的影响，但对绝大部分人来说，如果感染了艾滋病，在感染后的 3 个月后都能检测出来。

　　务必在发生高危行为的 3 个月后进行艾滋病抗体检测，这样才能科学地判断 HIV 感染情况。

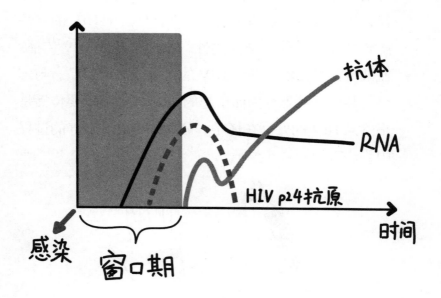

7. HIV 感染是"性乱"引起的吗？

　　感染 HIV 的途径包括血液传播、性传播、母婴传播，不只是通过性传播一种传播途径，因此不能将感染 HIV 与"性乱"画等号。即使是通过性行为感染 HIV，也只能说是发生了无保护的性行为，而不一定就是"性乱"引起的。

8. HIV 是怎么传播的?

　　HIV 主要有三大传播途径：性传播、血液传播、母婴传播。性传播途径是目前 HIV 传播最主要的途径，指在没有保护措施的情况下，与感染 HIV 的同性或异性发生有体液交换的性行为而引起的 HIV 传播；血液传播是指输入含有 HIV 的血液或血液制品、与感染者共用针具等行为而引起的 HIV 传播；母婴传播是指感染 HIV 的妇女在怀孕、分娩或者母乳喂养的过程中将病毒传染给其孩子。

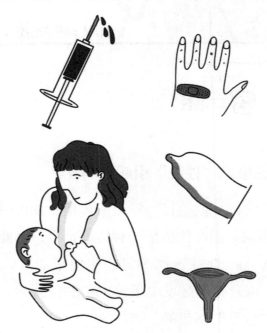

9. 献血会不会感染 HIV？

在正规的献血站献血不会有感染 HIV 的风险。正规献血站都有严格的操作规范，使用的也都是一次性的采血器具，所以不会感染 HIV。

10. 接受输血会不会感染 HIV？

我国在 20 世纪 90 年代中期曾发生经非法采供血造成的 HIV 感染。在此之后，我国对血液安全采取了强有力的措施，现已基本杜绝了经采供血及临床用血造成的 HIV 感染。目前我国全面实施临床用血艾滋病病毒核酸检测全覆盖，通过献血员筛查、病原体灭活、加强实验室质量控制和信息化建设等技术与措施，保障血液及血液制品的安全。经输血及使用血液制品传播的病例已接近零报告。

☀ 不要到非正规医疗机构，如非正规牙科诊所和美容整形机构接受相关手术。

11. 接种疫苗会不会感染 HIV？

疫苗制备的原料大多不是来自人体，并且正规疫苗会经过一系列安全保障程序及国家相关部门的审批，因此接种正规的疫苗不会感染 HIV。

请务必前往社区卫生服务中心等正规医疗卫生服务机构接受疫苗接种。

12. HIV 传播的条件有哪些？

HIV 传播必须满足三个条件：1.存在传染源，即有足够的病毒从感染者体内排出；2.存在传播途径，即发生了能传播 HIV 的行为，如无保护的性接触，血液接触等；3.有足够多的病毒能够侵入人体。

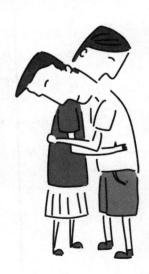

13. 日常生活中不会传播 HIV 的场景有哪些？

拥抱、握手、咳嗽、打喷

嚏、蚊虫叮咬、使用公用泳池或浴室、同桌进餐等日常生活接触不会传播 HIV。

14. 被针扎到会不会感染 HIV？

如果将感染者用过的针头直接扎入人体，是存在感染风险的。但是，在正规医疗机构就医时使用一次性灭菌针具采集血液样本，则没有传播病毒的风险。

> 医院会不会把前一个人用过的采血针再给我用？答案是否定的。现在的采血针都是独立包装，使用时才拆开，很容易识别。采血针使用后也会立即被丢入专用的回收容器，所以不必担心。

15. 为什么无保护的肛交性行为感染艾滋病的风险更高？

同样都是性接触，不同接触方式造成的感染几率存在差异，其中"肛交接受方"的风险是其他性接触方式的数倍。这主要是人体生理构造的原因造成的。发生肛交时，接受方的直肠黏膜容易破损，黏膜下有丰富的毛细血管，会增加通过血液传播感染 HIV 的危险性。

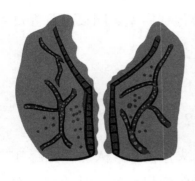

阴道	直肠
区别一：上皮组织耐磨损能力不同	
表面为复层鳞状上皮，这种上皮主要分布在皮肤、口腔、阴道等部位，耐摩擦，受损后有较强的修复能力	表面为单层柱状上皮，这种上皮主要分布在消化道、胆囊、子宫等部位，具备代谢、吸收和分泌等作用
区别二：润滑能力不同	
有阴道分泌液，润滑丰富	缺少润滑，摩擦易破损
区别三：菌群环境不同	
阴道分泌液含有乳酸杆菌、溶酶菌等，pH值呈弱酸性，可抑制病菌生长	碱性环境，不能有效抑制病菌

16. 与感染者共用洗衣机会感染 HIV 吗？

不会感染。即使感染者的血液或者体液残留在衣服上，但是由于艾滋病病毒离开人体后抵抗力较弱，经过洗涤、晾晒，病毒已经死亡，没有传播疾病的能力。因此与感染者共用洗衣机不会造成 HIV 感染。

17. 与感染者共用牙刷或者剃须刀会不会感染 HIV？

由于刷牙、剃须过程中可能会发生口腔或者皮肤出血的情况，有可能会造成病毒传播。因此建议不与感染者共用牙刷或者剃须刀。

18. 与感染者一起工作会不会传染 HIV？

人与人日常的生活、工作接触，由于没有体液或血液交换，是不会传染 HIV 的。

19. 与感染者共用马桶会不会感染 HIV？

尿液、汗液不会造成艾滋病的传播，因此共用马桶不会感染 HIV。

20. 被猫狗抓伤会不会感染 HIV？

猫狗不是 HIV 病毒的宿主，因此被猫狗抓伤后不会感染 HIV。

☿ 尽管不会感染 HIV，但被猫狗抓咬伤后要根据情况及时处理伤口并接种狂犬病疫苗。

21. 感染者在窗口期内是否具有传染性？

是。窗口期是指人体感染 HIV 后到外周血液中能够检测出 HIV 抗体、抗原或者病毒的时间。"窗口期"
的长短和感染免疫应答以及检测试剂的灵敏度有关。
在窗口期内，虽然感染者的外周血中检测不到艾滋病
毒相关标志物，但是艾滋病毒在体内会大量复制，有
较强的传染性。

22. 发生性行为时，对方的精液溅到我的眼睛里是否会感染 HIV？

个体是否会感染 HIV，与暴露源血液中 HIV 病毒
载量高低、暴露剂量、黏膜是否发生破损、个体免疫
状态等因素都相关，不能一概而论。如果对方是感染
者，精液中可能存在艾滋病病毒，溅到眼睛里会发生

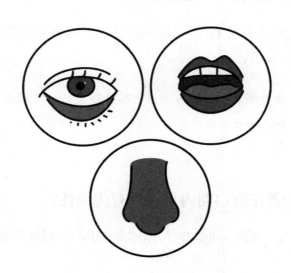

黏膜暴露，还是存在一定的 HIV 感染风险。

> 研究表明，暴露于阳性暴露源后，单次针刺暴露的艾滋病感染风险在 0.3% 左右，单次黏膜（眼睑、口腔、鼻腔）暴露的艾滋病感染风险在 0.09% 左右。

23. 什么是高危性行为?

高危性行为是指发生了无保护的体液交换的性行为，具体来说，也就是指没有使用安全套，或者安全套在性行为过程中发生破损的情况。

24. 如果发生了高危性行为，该怎么办?

首先调整自己的心情，尽快找到具有艾滋病暴露后预防（以下简称 PEP）资格的医疗机构。到达医疗机构后，医生会根据你的行为描述为你进行评估。如果确有必要，将会为你开具相关暴露后预防药物，阻断传播的风险。

暴露后 2 小时内服用效果最佳，最长不应超过 72 小时。在服药前必须进行血常规、尿常规、肝肾功能等基线检查；开始服药的第 2 周也会进行药物副作用随访。具体的服药与随访安排请遵循医嘱。

另外，在发生高危性行为 3 个月后，可以选择前往当地疾病预防控制机构或指定医疗机构的艾滋病自愿咨询检测（VCT）门诊/室，接受 HIV 检测。也可以通过正规渠道购买自测抗体检测试剂进行自我检测，了解自己是否感染 HIV。

💡 艾滋病暴露后预防药物为处方药，请前往提供 PEP 服务的专业机构获取。

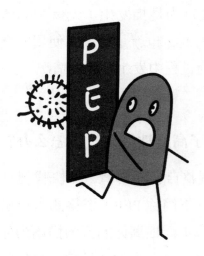

25. 什么是暴露前预防?

艾滋病暴露前预防（以下简称 PrEP）是指当个体存在较高 HIV 感染风险时，通过服用艾滋病抗病毒药物以降低感染风险的生物学预防方法。实施 PrEP，需要注意以下相关事项：

（1）适合人群：男男性行为者（MSM）、异性恋男性或女性、不使用安全套的男性或女性、跨性别者、性工作者、多性伴者、性病患者、共用针具或注射器或其他器具者。

（2）用药原则：①每日服药：每日服用 TDF/FTC 是对所有高风险人群推荐的口服 PrEP 方案，推荐每 24 小时口服 1 片 TDF/FTC。如有计划停止或中断 PrEP，需在最后一次风险暴露后持续使用 TDF/FTC 7 天；②按需服药（2-1-1 方案）：仅推荐用于 MSM，2-1-1 方案在预期性行为发生前 2—24 小时口服 2 片 TDF/FTC，在性行为后，距上次服药 24 小时服药 1 片，48 小时再服用 1 片。

（3）随访和监测：PrEP 后 1 个月，应随访并进行 HIV 抗原抗体检测，其后每 3 个月随访一次，并关注

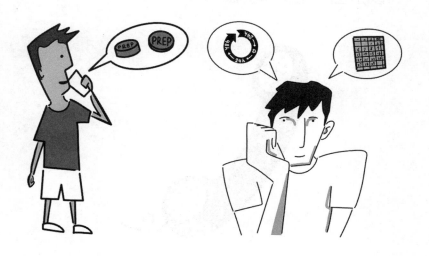

肾功能变化，建议每次随访进行肝炎病毒相关指标和性病的检测。

选择正规医疗机构及渠道接受 PrEP 服务，规范评估、检测、服药和随访行为，不建议通过网上非正规渠道或者私人直接购药。

26. 发生高危性行为后，哪里可以咨询使用阻断药？

建议去正规的医疗机构接受艾滋病暴露前后预防相关服务，目前上海市试点开展艾滋病暴露前后预防服务的医疗机构包括：上海公共卫生临床中心、闵行区中心医院、上海青艾皮肤科诊所、嘉会医院等。其中上海公共卫生临床中心金山院区和上海青艾皮肤科诊所还提供夜间紧急服务。

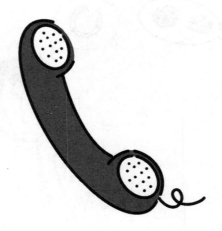

☀ 可以先咨询医疗机构，帮助你判断是否有阻断的必要。

27. 窗口期 3 个月好长，有更快检测的方式吗？

在高危性行为的 7 天后，可以选择进行核酸检测（即我们通常说的病毒载量检测），确认自己是否感染 HIV。与其他检测方法不同，核酸检测的窗口期仅为感染后的 1 周（左右）（在现有通用检测方式中窗口期最短）。

☀ 但 HIV 核酸检测费用较高，请根据个人需求选择检测方式。

28. 口交算不算高危性行为？

由于唾液不会造成 HIV 的传播，因此口交传播 HIV 的可能性要小于阴道性交及肛门性交。需要注意的是，口交过程中如果口腔及性器官发生破损出血，存在一定可能会造成 HIV 感染。

29. 对方帮我"手淫"，有没有感染 HIV 的风险？

完整的皮肤是可以阻隔 HIV 的。即使是感染者的体液和精液在完整的皮肤上也不能造成 HIV 传播。除非是在"手淫"的过程中发生双方皮肤的破损出血。一般而言，"手淫"感染 HIV 的风险是相当小的。

30. 两个人都没有感染 HIV，发生无保护的性行为会不会感染 HIV？

前面已经介绍了 HIV 传播的条件，所以在两个人都没有感染 HIV 的情况下自然也就不存在传播 HIV 的可能性。但是，在发生性行为时使用安全套不只是为了预防 HIV，还有避孕、预防其他性传播疾病，如

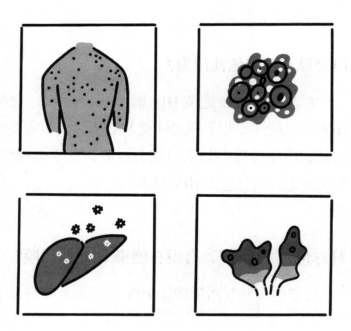

梅毒、淋病等传染病的目的。因此，即使双方都未感染 HIV，也建议发生性行为时使用安全套。

31. 发生性行为前做 HIV 检测为阴性，接下来可以不做保护措施吗？

这样的想法是不可取的。HIV 侵入人体后到能被检测出抗体是需要一定时间的，也就是所谓的"窗口期"。如果在这个时间段内进行 HIV 抗体检测，即使已经感染了 HIV，也会得到 HIV 检测阴性的结果。所以不能抱有侥幸心理，正确使用安全套是保护自己不被 HIV 感染的最有效途径。

32. 使用安全套就能 100% 阻止艾滋病传播吗？

在发生性行为时，全程、正确使用安全套可以阻断艾滋病的传播。需要注意以下几点：

首先，要使用经过国家相关部门审批的安全套产品，并在使用前确保安全套仍处在有效期内。

其次，必须正确使用安全套。尤其应注意如下几点：在佩戴安全套前，应按压安全套前端储精囊将空气挤出；应按住安全套前端，将其完全卷开，套住整个阴茎；射精后应在阴茎勃起状态下及时摘下安全套，避免精液漏出。

另外，在发生肛交性行为中应使用人体润滑剂，从而避免安全套因高速摩擦而破损。

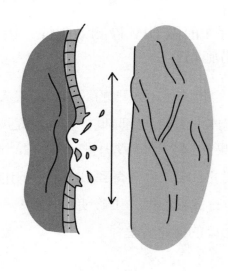

33.一般公司的入职体检会不会做 HIV 抗体检测？

除非经过职工本人自愿同意，否则无论企事业单位还是国家机关在招录人员时都不得强制进行艾滋病病毒抗体检测。同时任何单位和个人不得歧视感染者、患者及家属。

34.《健康证》体检会不会做 HIV 抗体检测？

健康证是指预防性健康检查证明，健康证体检时进行检查的主要疾病为：痢疾、伤寒、活动期肺结核、皮肤病（传染性）和其他有传染性的疾病，其中不包括艾滋病的相关检测。

35. 感染 HIV 后有什么特异性症状吗？

部分人在感染 HIV 后可能会出现腹泻、发烧、感冒等症状，但是这些表现没有特异性，个体症状差异也较大。因此我们不能根据上述任何症状来判断自己是否感染 HIV。

> 判断是否感染 HIV 的有效方法，是在发生高危性行为后 3 个月以后进行 HIV 抗体检测。

36. 在发生高危性行为后出现发烧、咳嗽是不是就证明感染了 HIV？

如前所述，感染 HIV 后没有特异性症状，所以不能凭症状来判断自己是否感染 HIV。

37. 感染 HIV 还能活多久？

确诊感染 HIV 后，如果能尽早接受规范的治疗，并保持良好的治疗依从性，将体内的病毒控制在一个极低水平，那么绝大多数感染者的寿命是和常人无异的。

从下图可以看出，随着医疗技术的不断发展，在不同年代开始抗病毒治疗的感染者，治疗后估计存活时间也越来越长。尽早开始抗病毒治疗，保持良好的治疗依从性，维持健康规律的生活作息习惯，可以在最大程度上减少病毒对身体的伤害。

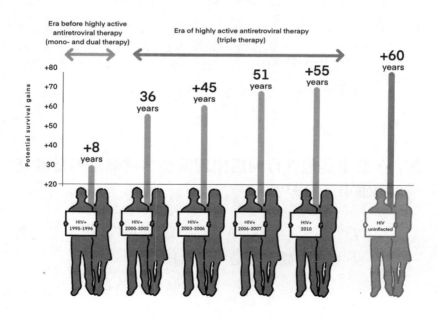

Expected impact of HIV treatment in survival of a 20 years old person living with HIV in a high income setting (different periods)
Source: Samji H et al., PLoS ONE, 2013.

感染者一定要及时进行抗病毒治疗。只要经过正规抗病毒治疗，基本上是不影响生活质量和寿命的。

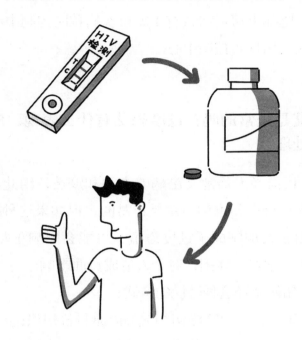

38. 艾滋病定点抗病毒治疗医院是不是就是疾控中心？

艾滋病定点医院是为感染者和患者提供艾滋病抗病毒治疗服务的医疗机构。疾控中心的全称为疾病预防控制中心，是由政府举办的实施疾病预防控制与公共卫生技术管理和服务的公益事业单位。

对感染者而言，定点医院主要是提供艾滋病抗病毒诊疗服务，比如上海目前的艾滋病抗病毒定点治疗医院是"上海市公共卫生临床中心"。而疾控中心主要是提供艾滋病预防、检测、确诊等服务的管理机构，比如上海目前共有 1 家市疾病预防控制中心和 16 家区疾病预防控制中心。

39. 恐艾是正常的吗？过度恐艾有什么表现，应当如何处理？

目前尚无治愈艾滋病的方法和疫苗，因此对艾滋病存在恐惧和害怕情绪是正常的，但如果这种担忧和害怕放大加剧成了过度恐慌，可能会影响正常生活、工作、学习、休闲，对个人造成负面影响。

如何减轻这种恐慌的方式：

第一，学习艾滋病相关的健康科普知识；

第二，前往提供艾滋病相关检测的机构进行 HIV 检测；

第三，学会腹式呼吸、渐进式放松、冥想、内观等自助技巧，减轻焦虑；

第四，向心理辅导专业人士寻求专业帮助。

40. 为什么会恐艾？

原因有很多，常见有三类：

第一，人的恐艾心理往往是由于认知的局限产生的误解和歧视。比如误以为确诊了艾滋病就意味着生命所剩无几，或是认为感染了 HIV 就一定等同于死亡等。

第二，近期不安全性行为及其相关事件的影响。在一段时间内，发生了无保护或保护措施失败的性行为，或发生了违背自己的价值观或道德观的性行为，会使内心的焦虑聚焦在对艾滋病的恐惧上，还可能会伴随产生对感染其他性病、怀孕或被惩罚的担忧。

第三，早期依恋中的不安全因素被激活。比如在孩童时期被抚养者或者陪伴者背叛、抛弃、伤害的痛苦经验，在遇到了有可能发展为亲密伴侣或者性伴关系的对象后，那些痛苦记忆可能会被再次激活，其产生的痛苦，集中表现为对艾滋的恐惧。

41. "不检测就是安全的"，怎么破解？

不进行 HIV 检测，就无法了解自己的 HIV 感染情况，不知晓感染情况并不能说明自己没有感染 HIV。存在艾滋病暴露风险的时候，应该正确面对，及时进行 HIV 检测，才能及时了解自己的感染情况，及时获得相关服务。

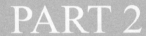

PART 2

第二部分
艾滋病病毒抗体快速检测

42.艾滋病有哪些检测方法？

目前有多种不同的 HIV 的检测方法，包括 HIV 抗体检测（包括血液、尿液、口腔渗出液等检测试剂）、HIV 抗原检测、HIV 抗原抗体检测、HIV 核酸检测等。

43.在哪里可以做 HIV 检测？

目前可以在有 HIV 检测资质的医院、疾控中心自愿咨询检测门诊、部分省市的社区卫生服务中心艾滋病检测点、艾滋病防治社会组织进行 HIV 检测。其中医院一般为有偿检测，各地的疾控中心自愿咨询检测门诊、社区卫生服务中心及社会组织一般为免费检测。

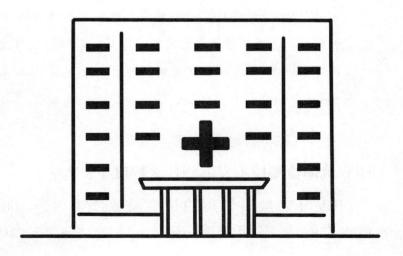

44. 为什么要做 HIV 抗体检测？

HIV 抗体检测可用于诊断、血液筛查以及监测等，以诊断为目的的检测是为了确定个体 HIV 感染状况；以血液筛查为目的的检测是为了防止输血或血制品传播 HIV；以监测为目的的检测是为了了解不同人群 HIV 感染率及其变化趋势。

45. HIV 抗体检测使用了什么技术？

目前 HIV 抗体检测的技术包括快速检测试验、明胶颗粒凝集试验、酶联免疫吸附试验、化学发光免疫分析法、蛋白印迹试验、重组免疫印迹试验等。

☼ 在家中进行自我 HIV 检测时，不管使用的哪种检测试剂，如果检测结果呈"有反应"后，请前往正规的医疗机构再次进行 HIV 抗体复检，以明确是否真正感染。

46. HIV 抗体检测技术发展到什么程度了？

HIV 筛查检测使用的试剂灵敏度都很高，通俗地说就是"宁可错杀一千，绝不放过一个"，因

此之后要进行确证检测，排除假阳性，明确是否
感染。

☼ 不必太在意使用何种检测技术，有检测需求或自我检测
　呈阳性"有反应"时，只需要前往正规医疗机构进行复
　检即可。艾滋病检测过程有规范和严格流程的，不必担
　心假阳性的问题，请注意在检测咨询中正确提供自己的
　行为信息。

47.个人如果想进行 HIV 检测，应该选哪种？

可以进行 HIV 快速检测试验，包括口腔黏膜渗出
液快速检测、血液快速检测、尿液快速检测等方式，
操作简单、结果获取快（约 10 分钟至 30 分钟），有
较好的敏感性和特异性。其他还有窗口期更短的核酸

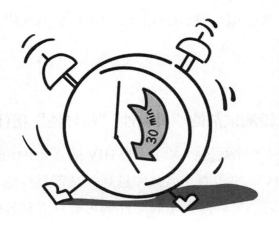

检测，检测价格较高，可以根据需求和实际情况选择。

> ☼ 自我检测时，不建议在超过取样检测后 30 分钟再读取检测结果，请参照说明书上读取结果的时间要求和结果判断方法，及时观察和判断检测结果。

48. HIV 快检试剂是用三代产品好还是四代产品好？

只有酶联试剂才分代，其他试剂不分代，等同于酶联三代。所谓的一代试剂其原理是培养纯抗原；二代检测原理是重组表达抗原；三代是重组表达抗原、双抗原夹心免疫法。

双抗原夹心免疫法可以理解为两个警察抓一个小偷，可以同时检测 IgM、IgG 抗体，灵敏度较二代更高。四代试剂还可以同时检测 P24 抗原（Ps：一、二代试剂已很少使用，目前国内大多为三代，部分为四代）。

49. HIV 检测试剂的"灵敏性""特异性"指什么？

灵敏性就是将实际感染 HIV 的人正确判断为"感染 HIV"的能力，灵敏性越高的试剂漏检的可能性越低，但是也存在发生假阳性的可能性。特异性就是将实际未感染 HIV 的人正确判断为"未感染 HIV"能力，特异性越高的试剂出现假阳性的情况就越少。总体来说，目前正规途径的 HIV 检测试剂的准确率较高，结果可信。

50. HIV 快检缓冲液有没有危险性?

没有。缓冲液的作用是排除样本杂质和稀释样本。

51. 网上买的 HIV 检测试剂准确吗?

这个问题不能一概而论。任何试剂都不可能做到 100% 准确。如果自行购买试剂检测，首先是一定要选择有医疗器械销售资格的正规药房（或网上药房），其次是要看清所购试剂的批准文号是否齐全。在收到试剂后要查看试剂包装是否完好，试剂是否在使用有效期内，并在检测前仔细阅读说明书，严格按照操作流程操作。试剂在储存、运输中环境要求不达标或者检测操作不规范都有可能影响到检测结果的准确性。

目前市售的 HIV 试剂按照样本种类一般分为血液（全血或血清、血浆）试剂、口腔黏膜渗出液检测试剂。不管是何种试剂，只要有正规批准文号的试剂，在准确度上都是有保障的。

☼ 如果自行 HIV 检测后呈阳性反应，请前往正规的医疗机构再次进行 HIV 检测。

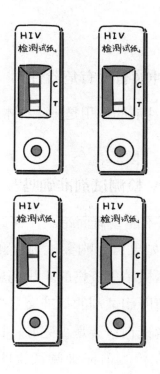

52. 指尖血和静脉血检测的准确度一样吗？

指尖血和静脉血只是试剂检测时需采集的样本类型，试剂检测的准确度与样本采集类型没有必然联系。请查阅试剂使用说明书，了解该试剂的灵敏度、特异度的指标。

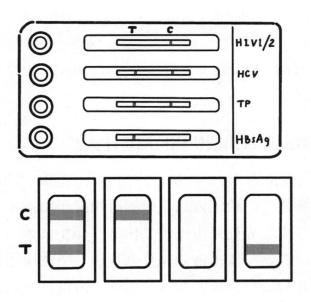

53. HIV 检测试剂有没有传染性？

没有。HIV 检测试剂本身采用的是基因工程技术，试剂里的抗原是实验室合成的模拟抗原，可以和抗体结合，但是没有活性，也没有传染 HIV 的风险。

54. 在家里做完检测后，HIV 检测试剂应当如何处理？

在家中做完 HIV 检测后，使用过的试剂、棉签、针头等应按照潜在传染性废弃物的医疗废弃物处置要求进行处理。用适当的消毒剂，如医用酒精、碘酒等清洁残留的血液或体液，采血完成后的穿刺针头必须丢弃于放置尖锐危险品容器内，妥善处理。在家中开展的 HIV 检测废弃物可视为有害垃圾处理。

55. 口腔黏膜渗出液快速检测是什么？

口腔黏膜渗出液快速检测是以口腔黏膜渗出液为检测样本的检测方法，检测时用拭子刮擦采集牙龈和牙齿交界处采集口腔渗出液来采集样本。有时会把口腔黏膜渗出液快速检测叫做"唾液快速检测"，但此种检测采集的并不是唾液，所以这种叫法并不确切。

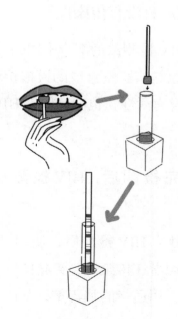

56. 口腔黏膜渗出液快速检测的特点是什么？

安全——HIV 抗体广泛存在于人类各种体液中，血液、泪液、尿液以及口腔黏膜渗出液等，其中口腔黏膜渗出液抗体浓度约为血液的千分之一。口腔黏膜渗出液作为样本时病毒载量低，没有传播 HIV 的风险，处理生物废弃物也比较安全。

便捷——抗体样本可通过刮取牙龈获得，对于儿童、老人、对抽血或针状物有恐惧感等人群适用，对于检测场所的要求较低。

高效——检测仅需 10—30 分钟即可出结果，不仅检测时间短，准确率也较高。

57. 口腔黏膜渗出液快检的流程是什么？

第一，试剂准备阶段：将装有样本缓冲液的试管轻轻倒置三次，使溶液混合均匀。打开试管盖子。

第二，样本采集阶段：

1. 使用一支干净的口腔拭子，手持口腔拭子手柄一端，不要触摸拭子布垫端。

2. 以中等力度，用拭子的布垫端沿上牙龈线慢慢来回擦拭，从嘴的一角开始，慢慢擦拭到另一角，然后仍沿上牙龈线擦拭至起始处（用时5—6秒）。

3. 翻转口腔拭子，用口腔拭子布垫端的另一面擦拭下牙龈线，从嘴的一角开始，到另一角结束。然后仍沿下牙龈线擦拭至起始处（用时5—6秒）。

4. 立即将拭子放入装有样本缓冲液的试管中。

5. 捏紧拭子的柄，先后让拭子的两面紧贴试管壁，上下刮擦6—8次。

6. 从试管中取出并丢弃拭子，样本即可用于检测。

第三，检测阶段：

1. 撕开铝箔袋，取出检测用试剂条，不要用手指触摸试剂中间膜的表面，将试剂条箭头朝下插入装有已稀释样本的试管中。

2. 定时器定时20分钟，或记下插入纸条的时间，等待20分钟。

3. 20分钟后读取结果。请务必在检测开始后的45分钟内读取结果。

☆ 进行检测前，请先仔细阅读检测试剂说明书，并参考说明书中的步骤和注意事项进行操作。

58. 口腔黏膜渗出液快检有什么注意事项吗？

检测前 20 分钟不要喝水、吃东西；牙龈严重出血的或患有其他严重口腔疾病的可以考虑换成血液快检或者尿液快检；按说明书进行操作并读取结果。

59. 个人能不能做 HIV 血液快检？

可以。但是要注意检测后试剂和废弃物的处置。请参考第 42 问。

60. 怎么做 HIV 血液快检？

一般分为"取、检、读"三步。"取"——取样，手指消毒，采血针摘掉保护帽后贴近手指表面用力按压，出血后用采血管吸出一滴血；"检"——检测，垂直滴加 2 滴全血于加样孔中，再滴加 1 至 2 滴稀释液；"读"——读取结果，按照说明书中的结果读取时间和判断方法，读取检测结果。操作前请先详细阅读检测试剂说明书的步骤和注意事项，并按照这些要求进行检测。

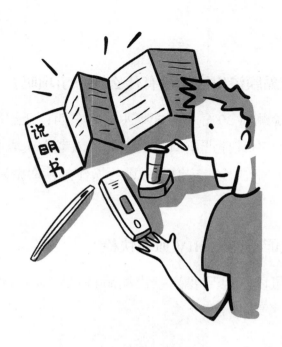

61. HIV 血液快检有哪些注意事项？

　　检测应在室温下进行操作；扎针取血前应该先用酒精消毒采血部位（一般是手指），然后挤压促使血液流通；一般来说，说明书中会说明检测操作注意事项，在进行检测前请仔细阅读。

62. HIV 尿液快检是什么？它如何操作？

　　HIV 尿液快速自检试剂的使用方法与早孕试剂相似，只需要在私密环境（如家中）收集少量尿液，就能获得检测结果。这为 HIV 检测提供了新的选择。

具体操作如下：

1. 准备：采集尿液于尿杯中待检，并将检测卡平放于台面上。

2. 取样：请用一次性吸管吸取适量尿液。

3. 检测：请将三滴尿液滴入检测卡加样区内。

4. 等待：请耐心等待 15 分钟，参考下方示意图进行结果判定

5. 结果：根据检测卡的显示条带判断结果（15 分钟内观察结果，30 分钟后显示的结果无效）。

☿ 请参考检测试剂说明书进行操作。

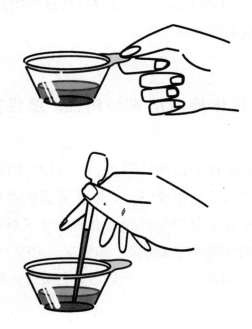

63. 做 HIV 检测时提到的"阴性""阳性""假阳性"分别是什么意思?

筛查试验结果"有反应",提示 HIV 抗体可能阳性,需进行确证检测以明确是否感染。筛查试验结果无反应,报告 HIV 抗体阴性。假阳性代表实际未感染 HIV 但检测结果显示为阳性。

在 HIV 筛查试验结果的判读中,如果检测时间距离高危行为较短,可能处于"窗口期",此时检测结果阴性也不能排除感染的可能,应该在高危行为后的 2—3 个月再进行检测,或选择其他窗口期更短的检测方法,从而明确是否感染。

64. 做 HIV 抗体检测结果呈阴性,能排除 HIV 感染吗?

距本次 HIV 检测日期 2—3 个月内没有高危性行为(未使用安全套或安全套发生破裂的性行为),或没有破损皮肤黏膜与感染者血液发生接触的情况,1 次检测阴性即可排除感染。如果本次 HIV 检测日期距离最近一次高危行为时间较近,建议 2—3 月后再检测一次。

65. HIV 抗体检测阳性，是否说明得了艾滋病？

确切地说，"HIV 抗体检测阳性"应该是"HIV 抗体筛查试验结果有反应"，提示 HIV 抗体可能阳性，需要进一步做试验来明确感染情况。其他的一些因素也可能会影响 HIV 检测结果，如某些药物的使用、个人免疫系统的特殊情况等，所以 HIV 抗体检测阳性只是说明可能感染了 HIV 病毒，需要进一步确证检测，这时请耐心等待确证结果。

66. 经过抗病毒治疗，当病毒载量降低至检测不出时，是否能检测出感染 HIV 的状况？

个体感染艾滋病病毒后，抗体一直存在，并不会因为接受抗病毒治疗而消失。有效的抗病毒治疗后，可以将体内艾滋病毒载量降至检测不出的水平，但还是可以检测出 HIV 抗体。

PART 3

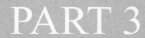

第三部分
艾滋病患者生活

67. 当双方都是感染者时，发生性行为还需要使用安全套吗？

仍然需要。艾滋病病毒是一类 RNA 病毒，它们在复制的时候非常容易发生变异，产生不同的亚型。性伴双方不一定是同一种亚型，无保护的性行为可能会导致不同亚型的 HIV 病毒交叉感染，加剧对免疫系统的破坏。此外，交叉感染也会增加药物治疗的困难，甚至发生耐药性，影响治疗效果。

安全套的作用不仅仅是预防 HIV 病毒，也能预防其他性传播疾病。同时感染 HIV 和性病的人，其精

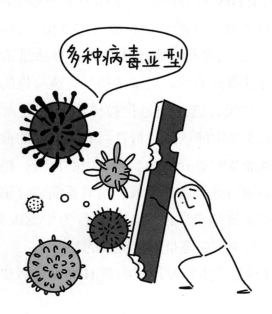

液和分泌液中的 HIV 浓度会增加，更容易传播 HIV。
HIV 感染者在免疫功能降低时，感染性病的危险也会
增加。即使双方都是感染者，为了双方健康，还是应
该使用安全套。

🔆 安全的性行为可以防止交叉感染 HIV 病毒以及其他性传
播疾病。安全套的使用在性生活中是必不可少的！

68. 感染 HIV 后如果与其他人一起生活会对其他人造成影响吗？日常生活中与人相处有哪些需要注意的地方？

感染 HIV 后当然是可以和他人一起生活的。HIV
病毒的感染需要满足四个条件"排出、存活、足量、
进入"。排出是指病毒排出体外，存活是指释放出来
的病毒具有感染性，足量是指具有感染性的病毒达到
一定的数量，进入则是指被排出病毒进入其他人体
内。而人体中能达到足量且具有感染性的液体只有血
液，精液及阴道分泌物。当体内的血液、精液或者阴
道分泌物与感染者的血液、精液或阴道分泌物进行交
换就可能会感染艾滋病。日常行为如吃饭交换食物、
玩耍、共用碗筷等是不会感染的。

日常生活中需要注意的是 HIV 感染者皮肤伤口的

血液应避免与家人皮肤伤口接触，避免伤口与伤口的
直接接触等。

☼ 在确定感染后应尽快去医院进行抗病毒治疗，这样才能
更好地保护自己和家人朋友。参与艾滋病防治的一些社
会组织中就有感染者，他们和没有感染艾滋病病毒的同
事一起工作、吃饭、交换食物、共用碗筷、共用厕所，
并没有造成疾病传播。

69. 生活作息不规律是否会对抗病毒治疗造成影响？

长期睡眠作息不规律的人容易因过度疲劳降低免
疫力，而 HIV 本来也会破坏人体免疫系统。因此，不
规律的作息可能会导致病情加重。

对于患者，按时服药是十分重要的。如果不能按
时服药，可能会造成治疗失败、耐药等严重后果。抗
病毒治疗的最初三个月是最容易出现药物不良反应的
时期，药物或多或少都有一些胃肠道反应，建议刚开
始治疗期间尽量避免生冷和辛辣刺激食物，减少对的
胃肠道的刺激。治疗情况稳定的感染者或患者，与正
常人的饮食特点并无显著不同。

有些食物容易与药物产生反应，比如西柚，会与
某些抗病毒治疗药物有相互作用。

> 无论是否是感染者，都应该保持规律的生活方式及作息。抗病毒药物的相关问题请咨询定点治疗医院的医生。

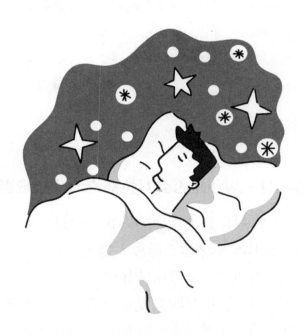

70. 抽烟喝酒是否会对感染者造成影响？

长期喝酒会损害人体免疫力，增加感染其他疾病的风险，还可能损伤肠道的免疫屏障。香烟中的多种物质会损伤人体呼吸系统，还可能使细胞内的病毒复制速度增加，这些都不利于感染者的健康。

烟酒还会麻痹神经系统，使人无法对自身行为的危险性做出正确的判断，可能会发生无保护性行为、

使用他人用过的注射器来注射某些药物等，从而增加
感染的风险。

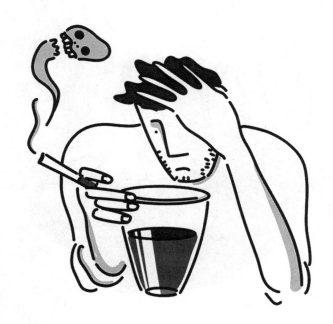

71. 抗病毒治疗后，可以正常参加运动和健身吗？

坚持规范治疗以后，可以根据自身情况开展适
量运动和健身，增强抵抗力，比如"散步""八段
锦"等。

☿ 适量运动有利健康，但过高强度运动会使身体过度疲劳，
造成肌肉损伤，根据自身情况制订合适运动方案也十分
重要。

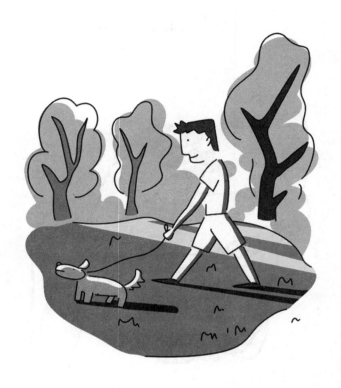

72. 被诊断为艾滋病晚期时，是不是像癌症晚期一样无药可救？

充足的数据与案例都证明，通过"早发现，早治疗"，绝大多数感染者都会获得良好的治疗效果，和正常人一样生活。但如果由各种原因未能发现并治疗，也不意味着难以控制病毒。

有些感染者是艾滋病晚期才发现自己患上了艾滋病的，这时我们需要积极治疗并发症，尽快开始抗病毒治疗，尽早通过治疗降低体内病毒载量。

总而言之，不管处于什么阶段，除非有禁忌证，都应尽早进行抗病毒治疗。我们在此郑重提示：早发现，早治疗，对自己更好。

73. 抗病毒治疗后，HIV 抗体会转阴吗？

HIV 抗体一旦产生就不会消失。

感染 HIV 后，HIV 抗体是持续时间最长的免疫学标志，绝大多数感染者始终能检测到 HIV 抗体。

当然，长期抗病毒治疗后，抗体检测出现阴性结果，不要认为自己被治愈了，原因包括：治疗将体内的 HIV 抗体浓度降得很低、所使用的试剂检测灵敏度不够高而导致的假阴性等，如果使用更灵敏的试剂或者更灵敏的检测方法，依然是可以检测到 HIV 抗体的。

74. 感染者 HIV 病毒载量检查结果显示未检测出时，性生活的时候还需要戴安全套吗？

2017 年 11 月，著名医学杂志《柳叶刀》发表了名为《"U=U" 2017 年起航》的社论文章。"U=U"

是"Undetectable =Untransmittable"的简称，其含义是"HIV 检测不出就等于不具有传染性"，指如果 HIV 感染者通过抗病毒治疗将体内的 HIV 病毒载量降到检测不出的水平，那么将 HIV 传染他人的风险也会降低到极低的水平。这一结论已经被超过 60 个国家的 400 多家机构承认。美国疾病预防控制中心（CDC）在 2017 年发布的一份报告中也指出，经过抗逆转录病毒治疗，HIV 感染者体内的病毒载量持续六个月内检测不到的时候，这名感染者就不具有传染性了。

"U=U"的发现有着非常重大的意义，让 HIV 感染者了解自己可以像普通人一样健康生活，不用担心艾滋病毒会传染给其他人。这一项发现鼓励越来越多的 HIV 感染者开始接受抗病毒治疗。

然而"U=U"中说的通过治疗降低传染性，仅仅指 HIV 病毒，不包括其他性病。同时，安全套的使

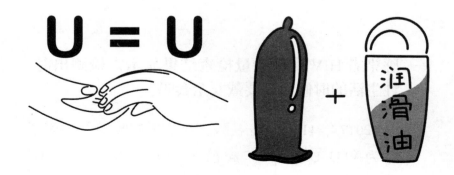

用不仅仅是预防艾滋病，它还避免了其他感染性疾病包括梅毒、淋病、衣原体感染、尖锐湿疣等的传播。因此"U=U"不意味着性生活时不需要使用安全套了。

75. 为什么要进行抗病毒治疗？

HIV 病毒会进行性地破坏人体免疫系统，如果不进行抗病毒治疗，随着病程的发展，可能会并发各种机会性感染和肿瘤，严重影响感染者的健康。通过及时发现、尽早治疗以及保持良好的服药依从性，能显著降低体内的 HIV 病毒载量，帮助感染者重建自身免疫功能。在目前的医疗水平下，感染艾滋病后只要规范服用抗病毒治疗药物和随访，绝大多数患者可以正常工作和生活，预期寿命也与未感染者相差无几。

76. 艾滋病合并机会性感染或其他疾病住院治疗时，何时开始抗病毒治疗？

当 HIV 感染者合并严重的机会性感染时，应暂缓抗病毒治疗，在病情稳定后才考虑开始进行抗病毒治疗。在感染未控制时就开始抗病毒治疗，可能会引起免疫重建炎症综合征，导致病情加重，甚至危及生命。另一方面，还可能由于副作用影响服药依从性。所以一般需要先控制主要的机会性感染，保证患者的状况稳定后，再开始抗病毒治疗。

另外，合并乙型肝炎病毒（HBV）感染者，不论CD4+T 淋巴细胞水平如何，只要无 HIV 暂缓治疗的指征，均建议尽早启动抗病毒治疗。合并丙型肝炎病毒（HCV）感染者的抗病毒治疗方案可参考单纯 HIV感染者，参照前文所述选择合适的治疗开始时间。具体请咨询定点治疗机构的医生，根据个体情况确定适合的开始治疗时间和方案。

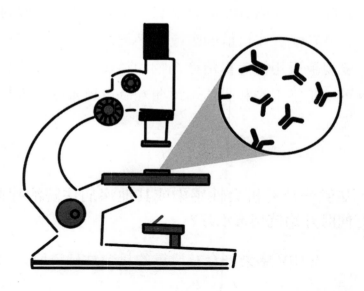

77. 是否可以延迟抗病毒治疗？

"早发现，早治疗"对提高艾滋病抗病毒治疗效果十分重要。早期治疗可以减少机会性感染，减少其他HIV相关疾病的风险，减少治疗副作用的发生，也更有利于免疫功能的重建。

请看一个实际的案例：小蔡于2018年确诊感染HIV，当时身体健康状况较好，CD4指标也较高。但小蔡由于个人原因，没有及时开始抗病毒治疗。2019年年初，小蔡的身体情况急剧下降，并发肛周脓肿，行动不便且伴有严重疼痛。经过咨询和转介，小蔡马上前往定点治疗机构就诊并开始治疗。现在小蔡病情稳定，健康状况良好。若小蔡当时继续延迟就诊和治疗，后果不堪设想。

78. 什么是抗病毒治疗成功的指标？

当HIV感染者体内的病毒载量降低到检测不到的水平时，我们就认为他/她已将HIV病毒传染给他人的可能性降到极低水平了。但检测不到病毒载量不代表没有病毒，感染者体内依旧存在HIV病毒，不等于完全治愈，绝不能因此而擅自停止抗病毒治疗，否则将引起严重后果。另外，此时发生性行为时还是建议使用安全套，因为虽然传播 HIV 的风险极低，但是仍然存在 HIV 病毒不同亚型交叉感染和传播其他性传播疾病的可能。

☀ 尽管现在仍没有完全治愈艾滋病的方法，但绝大多数感染者已经能和常人一样生活。希望各位感染者朋友能始终热爱生活，相信未来。

79. 一般根据什么标准拟订患者的治疗方案？

定点治疗医院的医生会根据 HIV 感染者的个人情况和治疗前检测结果，在国家药物供应可及的范围内（免费药物，医保药物和自费药物），为患者拟订个性化的治疗方案。

☀ 感染者不要轻易相信一些个人和机构鼓吹某种药物的疗效，对每个人来说适合的才是最好的，定点治疗医院的医生会根据感染者身体情况确定适合的方案，请不要擅自违背医嘱自行服药，这样可能会引起严重的后果，损害自身健康。

为保障艾滋病患者得到更好的预防、治疗和关怀服务，我国出台了"四免一关怀"政策。"四免"指：

一、对农村居民和城镇未参加基本医疗保险等保障
制度的经济困难人员中的患者免费提供抗病毒药物；
二、在全国范围内为自愿接受艾滋病咨询检测的人员
免费提供咨询和初筛检测；三、为感染艾滋病病毒的
孕妇免费提供母婴阻断药物及婴儿检测试剂；四、对
患者的孤儿免收上学费用。一关怀指：将生活困难的
患者纳入政府救助范围，按照国家有关规定给予必要
的生活救济。

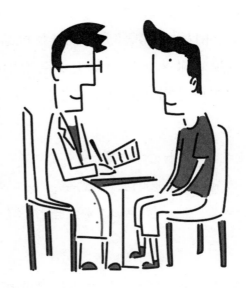

80. 抗病毒治疗的方案在什么情况下需要调整？

　　所有的治疗方案调整需要在专业医生的指导下进
行，不能道听途说随意调整。

需要进行调整治疗方案的情况包括以下几点：

① 抗病毒治疗失败。指 HIV 感染者经过一段时间治疗后，HIVRNA 数值过大，或 CD4+T 淋巴细胞记数过低，或机会性感染反复出现的情况。

② 出现抗病毒治疗药物的严重副作用。如消化系统问题：恶心、呕吐、胃胀、腹泻等。如血液系统副作用：骨髓抑制、贫血、中性粒、白细胞减少等。如神经系统副作用：头晕、头痛、神经衰弱等。

③ 感染者或患者需服用的其他药物和抗 HIV 治疗的药物发生相互作用。部分药物，如抗结核药物，会与抗病毒反转录药物之间发生复杂的相互作用。二者同时服用可能引发药物相关不良反应，导致治疗失败。

接受抗病毒药物治疗期间如感到任何不适，都可及时与医生沟通。在服药期间，出现一些副反应是正常的情况。积极调节，很快便能回归正常的生活节奏。

81. 服用抗病毒药物之后，需要注意哪些事项？

①结合个人作息安排，确定好自己的服药时间，尽量准时，不晚服。曾有人因为在下班时间服药，服药之后头晕无法开车以至于差点发生车祸，因此确定合适的服药时间是很重要的；②严格按照医

生开具的剂量服用，千万不要自己调整剂量；③开始服药的前 3 个月尽量不要长期外出，便于在出现药物毒副反应时（如过敏、发热、恶心、呕吐、肝功能异常等）能及时就诊；④严格按照医生的要求按时复诊、随访；⑤服药期间如需长期服用其他药物，比如避孕药、抗抑郁药、降压药、抗凝药等均要告知医生，以免发生药物相互作用；⑥不得擅自停药。

良好的依从性能够保证抗病毒治疗药物有效抑制体内 HIV 病毒，这是抗 HIV 治疗成功的关键。偶尔漏服一次其实问题不大，但是依从性不好，如多次漏服会影响治疗效果，出现 HIV 高病毒血症，还可能产生耐药，甚至导致治疗失败。

因此提醒感染者或患者，一定要遵医嘱服药，良好的依从性是治疗成功的关键。停药时间越长，影响越大，尽量避免出现漏服或停药。如果因为一些不可抗力的因素停药后，要尽快恢复服药，最大程度地避免耐药发生。

82. 可以用茶水、汤水、牛奶或其他饮料送服药物吗？

不可以。茶水中含有鞣质，会降低药物的吸收，奶制品中的蛋白质和钙离子也不易被肠胃吸收，影响药物效果，而饮料汤水中的含量更是复杂，有些甚至会增加药物的毒副作用，比如前文所述，某些含有西柚的饮料会对抗病毒药物产生影响。

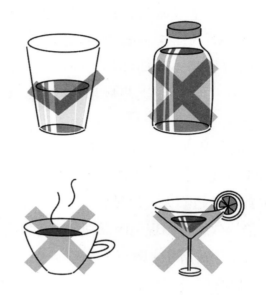

83. 服药后出现情绪异常，不能控制甚至有自杀的念头应该如何处理？

首先考虑是否由药物的副作用所导致，一些抗病毒治疗药物（如依非韦伦）在服药一段时间后，可能会出现抑郁等精神症状。需要及时向医生咨询是否需要停药或更改药物。

在排除了药物作用的影响后，还需要考虑所处环境和社会关系中存在的歧视与偏见被内化后对人产生的影响。必要时，应寻求心理医生的帮助。

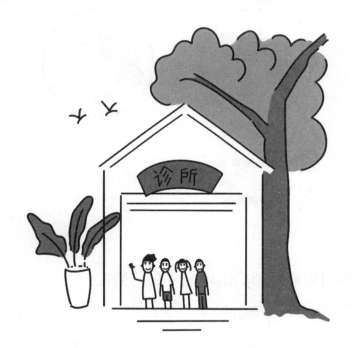

84. 漏服药物应该如何补服？

如果没有的特殊药物服用规定的话，一般来说距离下次正常服药时间超过六小时以上应该补服，如果距离下次正常服药时间不到六小时或已接近下次服药的时间的话，应该直接按照下次服药时间服药。

药物的剂量或次数不足可能导致药物血药浓度不足，影响治疗效果，甚至导致耐药和治疗失败。

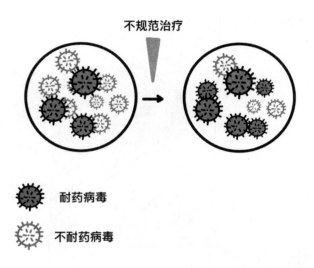

不规范治疗

耐药病毒

不耐药病毒

85. 如何知道服药后出现病毒耐药情况?

艾滋病耐药状况分为三种，一、获得性耐药：是指在艾滋病病毒感染者或患者在启动抗病毒治疗之后发生的耐药，其常见的原因包括治疗依从性差，治疗中断，机体内抗病毒治疗药物浓度低，或使用的抗病毒药物不合理等；二、传播性耐药：指从未感染且未接受过艾滋病抗病毒治疗的个体，从发生了艾滋病耐药的个体那里感染艾滋病耐药毒株的情况；三、治疗前耐药：指使用一线抗病毒药物治疗时检测到的耐药情况，常见发生的原因包括传播性耐药，或者既往曾服用过艾滋病抗病毒药物，如母亲或儿童接受过艾滋病母婴传播阻断预防服务，或者接受过艾滋病暴露前或暴露后预防药物服务。发生耐药后，大量的耐药毒株在体内不断地复制，体内病毒载量升高，破坏免疫系统，当 CD4 指标下降到一定程度，又可能开始出现各种机会性感染的症状。这时应及时咨询定点治疗机构的医生，及时调整治疗方案。

> ☀ 并不是越晚服药越不容易耐药。恰恰相反，越晚服药越容易产生耐药。因为未服药情况下，病毒复制过程中的随机变异会造成药物靶点突变，可能导致耐药。在启动抗病毒治疗后，依从性差是获得性耐药的主要原因。其他原因还包括起始服药时 CD4 小于 200、病毒载量大于 10000 拷贝 /ml 等。

86. 自费药物是不是要比免费药物更好呢？

自费和免费的区别只是支付费用来源不同，并不代表药物疗效不同。各种药物的作用机制不同，某种药物是否适合，应该结合个人实际情况由临床医生判断，并制定合适的方案。

药物的副作用和个体差异相关，并不跟其价格相关，因此并不是说免费药出现副反应的可能就大于自费药，大部分人服用免费药副反应也很轻，甚至没有。

> ☀ 没有最好的药，只有最适合自己的药。

87. **如果服药后出现副作用，是否可以自行停药？**

　　自行停药可能会导致耐药和治疗失败，造成严重后果。抗病毒治疗过程中出现副作用时，千万不要自行停药，请咨询专业医务人员，在他们的帮助下克服困难，必要时调整用药方案。

88. **今天忘记服用抗病毒治疗药物了，该怎么办？**

　　原则上应该尽快补服，但是有几种情况可以不用补：（1）马上要开始下一次服药；（2）当前服药会带来明显不适，比如白天服用依非韦伦；（3）有些药物说明书中会对漏服的处理方式进行解释（一般在用法用量部分），例如必妥维漏服 18 小时以上，多韦托漏服 20 小时以上时，不建议补服药物。

89. **不记得今天是否服用过抗病毒治疗药物，该怎么办？**

　　建议通过数药盒中剩下的药片，能确定是否发生漏服情况。如果确定漏服，请参考前面的方法处理。如果仍旧无法确定的话，请尽快咨询医院或疾控中心的医生，根据药物特点和漏服时间决定。

90. 进行抗病毒治疗之后，同时又出现了高血压情况，该注意什么？

高血压的基础治疗是运动和限盐饮食，也需要定期监测血压，如果仍然不能控制，需要到医院开具治疗高血压的药物。

91. 感染 HIV 之后能生孩子吗？

HIV 感染者通过预防艾滋病母婴传播的干预措施

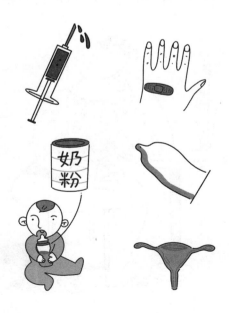

是可以生下健康的宝宝的。即使发现 HIV 感染时已经
怀孕，也可以通过母婴阻断措施保证新生儿不受 HIV
感染。

更需要考虑的是生下孩子之后，父母的心理健康辅导及
后续养育孩子的问题。

92. 如果感染了 HIV 还能正常工作、学习、生活吗？

可以。一方面，感染 HIV 后只要按医嘱接受抗
病毒治疗，保持良好的治疗依从性，并不会对健康
造成太大的影响。从个体角度来说，劳动能力与感
染之前是一样的；从另一方面来说，法律也明确规

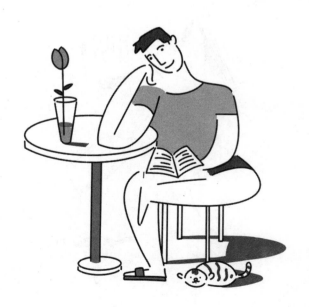

定任何单位不得剥夺感染者劳动的权利，不得歧视感染者。所以感染 HIV 后可以正常工作、学习和生活。

93. 如果生活有经济困难，可以在哪里寻求经济补助？

生活上有经济困难的，可以向所在地的民政部门申请社会救助。

《社会救助法》第五条规定，中华人民共和国公民依照本法享有申请和获得社会救助的权利。申请和获得社会救助的公民应当如实申报家庭收入和财产状况，接受相关部门的核查。

94. 患者的患者身份是否属于个人隐私？

患者当然有隐私权，患者身份确实属于个人隐私。随意泄露或公开患者的身份信息、患病情况，是侵犯患者的隐私权，应当承担相应的法律责任。但是与此同时，为了疾病防控与治疗等目的，患者也有配合调查、如实提供有关情况的义务。

《民法典》第一千零三十二条规定，自然人享有隐私权。任何组织或者个人不得以刺探、侵扰、泄露、公开等方式侵害他人的隐私权。隐私是自然人的私人生活安宁和不愿为他人知晓的私密空间、私密活动、私密信息。

《艾滋病防治条例》第三十九条　疾病预防控制机构和出入境检验检疫机构进行艾滋病流行病学调查时，被调查单位和个人应当如实提供有关情况。

未经本人或者其监护人同意，任何单位或者个人不得公开艾滋病病毒感染者、艾滋病患者及其家属的姓名、住址、工作单位、肖像、病史资料以及其他可能推断出其具体身份的信息。

95. 患有艾滋病后不能参加的工作有哪些，会受到歧视吗，应该怎样保护个人安全避免不公平对待？

患者不能从事容易导致疾病传播扩散的工作。某些特定行业和工作岗位根据其特殊情况和明确规定，不适宜录用患者。但是不属于上述情况的行业和工作岗位，不得歧视患者。患者在就业过程中遭遇就业歧视的，可以收集相关证据，依法提出投诉、举报或通过司法途径维权。

《艾滋病防治条例》第三十条规定，公共场所的服务人员应当依照《公共场所卫生管理条例》的规定，定期进行相关健康检查，取得健康合格证明；经营者应当查验其健康合格证明，不得允许未取得健康合格证明的人员从事服务工作。

《艾滋病防治条例》第三条规定，任何单位和个人不得歧视艾滋病病毒感染者、艾滋病患者及其家属。艾滋病病毒感染者、艾滋病患者及其家属享有的婚姻、就业、就医、入学等合法权益受法律保护。

96. 艾滋病患者需要外科手术时，可以到哪些医院进行手术？

按现有法律法规规定，任何医疗机构都不得拒绝艾滋病患者就医。患者可以选择相应的医疗机构就诊。

97. 在中国有哪些艾滋病患者可以申请免费抗病毒治疗？

我国所有公民或在中国有工作并按时缴纳个人所得税，同时购买了当地医疗保险的外国公民（具体需要购买医疗保险多长时间，需要根据当地政策而定）通过实验室检测被确诊为 HIV 感染时，无论其 CD4 细胞计数是多少，只要本人有抗病毒治疗的意愿，均可向当地卫生部门提出接受国家免费抗病毒治疗药物的申请。具体请参考每个城市的卫生行政部门的相关规定。

98. 医务人员是否应该对住院艾滋病患者的所有信息及病情进行保密？

按照相关法律法规文件要求，未经本人或者其监护人同意，任何单位或者个人不得公开 HIV 感染者或艾滋病患者及其家属的姓名、住址、工作单位、肖像、病史资料以及其他可能推断出其具体身份的信息。应妥善保管涉密的文件、资料和其他物品，不随意暴露于公共和公开区域。如果出现信息泄露的情况，患者及家属需要采取合理合法的手段维护权益。

99. 医生是否有权透露给患者的工作单位患者感染艾滋病？

根据相关法律规定，医院应当保护患者的隐私，未经患者同意，没有权利向他人或者患者的工作单位透露病情。

但是同时法律也规定：疾病预防控制机构和出入境检验检疫机构进行艾滋病流行病学调查时，被调查单位和个人应当如实提供有关情况。也就是说，为保护公众权利，HIV 感染者在接受相关调查时，有义务配合调查，如实提供有关情况。

《艾滋病防治条例》第三十八条规定，艾滋病病毒感染者和艾滋病患者应当履行下列义务：

（一）接受疾病预防控制机构或者出入境检验检疫机构的流行病学调查和指导；

（二）将感染或者发病的事实及时告知与其有性关系者；

（三）就医时，将感染或者发病的事实如实告知接诊医生；

（四）采取必要的防护措施，防止感染他人。

艾滋病病毒感染者和艾滋病患者不得以任何方式故意传播艾滋病。

100. 医生是否有权拒接艾滋病患者？

国务院颁布的《艾滋病防治条例》第四十一条规定，医疗机构不得因就诊的患者是艾滋病病毒感染者或者艾滋病患者，推诿或者拒绝对其其他疾病进行治疗。因此，医院不得拒接艾滋病患者，且应当依法执行首诊负责制。

101. 工作单位是否有权开除一名艾滋病患者？

根据《劳动法》第二十九条规定，劳动者患病或者负伤，在规定的医疗期内，用人单位不得解除劳动合同，也就是不得解聘劳动者。根据这条规定的立法精神，用人单位是不能解聘在医疗期内的艾滋病患者的。

对于一般的感染者，根据卫生部《关于对艾滋病病毒感染者和艾滋病患者管理的意见》，不能剥夺其工作、学习、享受医疗保健和参加社会活动的权利。对感染者，如果其遵守用人单位规章制度、工作不存在传播艾滋病危险，用人单位不得解聘。同时，用人单位要绝对做好保密工作，防止信息泄露。

102. 如果有人恶意中伤攻击艾滋病患者，患者是否可以使用法律途径保护自己？

与任何一位公民一样，艾滋病患感染者的合法权益同样受到法律保护。恶意中伤攻击的行为很有可能构成民事侵权甚至刑事犯罪。如在公众场合恶意中伤涉嫌侵犯名誉权、隐私权，被侵权人可以收集证据，提起民事诉讼要求其停止侵权行为、赔礼道歉、赔偿损失等。情节严重的，可能构成侮辱罪等刑事犯罪，受到侵害的一方有权向公安机关提出控告或向法院提起刑事自诉。

103. 健康体检时检测 HIV 需要征求本人同意吗？

我国《艾滋病防治条例》第二十三条规定，国家实行艾滋病自愿咨询和自愿检测制度。健康体检时如果需要检测 HIV 是需要征求本人同意的，但是如果是从事一些特殊机构工作，比如公务员、医疗机构工作人员等，检测 HIV 就属于体检中必须检测的项目，无需另行经过本人同意。

2017 年有这样一个案例。2017 年 4 月 7 日谢鹏以入职招聘第一的成绩进入内江市某公司，入职一个多月后，单位组织体检，体检出来被告知 HIV 抗体检测结果为阳性。6 月 9 日，谢鹏收到公司的通知说他体检不合格，希望他回家养病，并且不愿意与他签订劳动合同。

回到家里的谢鹏在网上寻找相关信息发现国家规定艾滋检测须遵循"自愿咨询检测"原则，公司入职体检不应该包含艾滋检测。在律师的帮助下，谢鹏在 2017 年向内江市劳动仲裁委提供仲裁申请。经过一年左右的努力，谢鹏赢得了这场官司，公司赔偿 2017 年 6 月 10 日至 2018 年 3 月 31 日止未签订书面劳动合同的双倍工资 63000 元，并允许谢鹏回到公司上班。

104. 感染 HIV 后还可以买保险吗？

我国《保险法》中并未规定患者和感染者不能购买商业保险。但是现实生活中，一般的商业保险公司在保险条款上有艾滋病免赔条款。在艾滋病感染者出险后，保险人往往会以其为理由拒绝承担赔付义务。有些主保险中没有艾滋病免赔条款，但是附险中有此条款。因此，建议患者和感染者在投保前向保险公司询问清楚并特别注意相关的免赔条款。

另外，《保险法》第十六条规定，投保人在投保询问时未能如实告知，保险人有权解除合同。比如投保人隐瞒艾滋病患病情况的，保险公司有权解除合同。不过在投保两年后，保险人就不能以隐瞒事实为由解除合同了。

总之，如果在投保前，投保人已经感染艾滋病病毒且保险合同中有相应的免赔条款，保险公司可以根据合同条款约定拒保；如果在投保时未感染，投保后感染的，先按照相应情况的合同约定决定是否可以理赔，合同没有相关约定的，理应获得理赔。

105. 感染 HIV 后，我一定要告诉伴侣吗？

根据《艾滋病防治条例》的规定，艾滋病感染者有义务将感染 HIV 的事实及时告知与其有性关系者。因此，当得知感染 HIV 后，感染者有义务将该情况及

时告知伴侣或其他有性关系者，这既是对自己负责，
也是对他人负责。

Tips：现在艾滋病早已不是"绝症"，感染者遵
循医嘱治疗完全可以如健康人一样自在生活，甚至还
能孕育后代。感染情况、身体状态属个人隐私，但爱
情、婚姻也是双方二人共同经营的，在做好准备后，
应尽早与伴侣沟通自己的身体情况，一起面对充满希
望的新生活。

106. 感染之后还能结婚吗？

感染艾滋病后是可以结婚的。没有任何法律规定
禁止 HIV 感染者结婚，但是 HIV 感染者在结婚前，
应当将自己的身体情况真实、完整地告知另一半，保
证伴侣的知情权。若对方完全知情并且同意结婚，艾
滋病感染者的婚姻同样得到法律的保护。但是如果
在隐瞒病情的情况下与另一半登记结婚，今后一旦
对方提出异议，双方的婚姻关系很有可能被认定为
无效。

107. 夫妻一方是阴性一方是阳性是否可以生孩子？

可以。可过抗病毒治疗可减少夫妻间 HIV 性传播

的风险。如果妻子是 HIV 感染者，或是发现 HIV 感染时已经怀孕，可以通过预防艾滋病母婴传播干预措施，生下健康的宝宝。

☼ 在计划生育之前，请咨询定点治疗机构医生，并根据医生医嘱进行生育准备，必要时及时进行抗病毒治疗。

参考文献

［1］中国疾病预防控制中心，性病艾滋病预防控制中心．国家免费艾滋病抗病毒药物治疗手册（第5版）［M］．北京：人民卫生出版社，2023．

［2］张福杰，赵红心．艾滋病患者自我管理手册［M］．北京：人民卫生出版社，2021．

［3］WS293-2019，中华人民共和国国家卫生健康委员会．艾滋病和艾滋病病毒感染诊断［S］．

［4］吴尊友．艾滋病检测咨询实用手册［M］．北京：人民卫生出版社，2013．

［5］中国HIV暴露前预防用药专家共识［J］．中国艾滋病性病，2020，11（26）：1265—1271．

［6］刘玉芬．艾滋病［M］．北京：人民卫生出版社，2019．

［7］康来仪，潘孝彰．艾滋病防治学［M］．上海：复旦大学出版社，2008．

［8］王辉，韩孟杰．艾滋病病毒暴露后预防社区组织指导手册［M］．北京：人民卫生出版社，2023．

［9］［英］迈克尔·卡特．HIV生活手册．谢渝中，黄成瑜主译．北京：化学工业出版社，2013．